# Akupressurpunkte

VOLLKOMMENE GESUNDHEIT DURCH

ENERGIEFLUSS

# Inhaltsverzeichnis

# EINLEITUNG

Die Akupressur ist eine alte, chinesische Heilmethode, die auch für uns in der heutigen Zeit noch eine Menge Hilfe bietet. Damit lassen sich Alltagsbeschwerden auch dann noch lindern, wenn du keine Fachausbildung hast, sondern als Laie die Behandlung ausführst. Damit ist die Akupressur perfekt für eine breite Anwendung.

Nicht nur kann die Akupressur bei physischen Beschwerden helfen, sie lässt sich auch bei psychischen Problemen anwenden. So kannst du damit Schlafstörungen, Angstzustände und sogar Stress bekämpfen. Damit ist sie nicht nur für viele Leute anwendbar, sie eignet sich auch rundum für all die Probleme, die uns in unserem alltäglichen Leben begegnen. Sie wird so zu einer Wunderwaffe und schlechthin dem Mittel für unser Wohlbefinden und unsere Lebensqualität.

In diesem Buch erfährst du, woher die Akupressur kommt und was es damit auf sich hat. Auch wirst du hier die wichtigsten Akupressurpunkte finden, mit denen du dir selbst Erleichterung verschaffen kannst. Natürlich gibt es auch eine Beschreibung, wie sich die Behandlung ausführen lässt. Lies einfach drauflos und wende das hier enthaltene Wissen für dich und dein Wohlbefinden an.

# KAPITEL 1: AKUPRESSUR

# AUF EINEN PUNKT

# GEBRACHT

Akupressur ist eine Heilkunst, die der traditionellen chinesischen Medizin entstammt. Nach dieser Lehre erstrecken sich Meridiane über den gesamten Körper und diese lassen sich stimulieren. Damit können Beschwerden gelindert und Krankheiten geheilt werden. Die Akupressur unterscheidet sich dabei von der Akupunktur, denn anstelle der Nadeln aus der Akupunktur wird der Druck von Fingern bzw. eine Massage damit verwendet. Damit ist diese Form der Heilung von Beschwerden eher für Laien zugänglich und die Patienten empfinden keine so hohe Hemmschwelle, diese Methode einmal auszuprobieren.

# *Akupunktur und Akupressur*

Beide Lehren entstammen der traditionellen chinesischen Medizin und beide stellen auf das Stimulieren bestimmter Punkte des Körpers ab, welche sich auf Meridianen befinden. Soweit stimmen die zwei Heilmethoden miteinander überein. Der Hauptunterschied ist der Einsatz von Fingern bei der Akupressur und von Nadeln bei der Akupunktur. Das ist aber nicht der einzige Unterschied.

Die Stimulierung mit Nadeln bei der Akupunktur ist deutlich stärker als die Stimulation durch eine Massage. Dazu kommt die Tatsache, dass die Nadeln in die Haut eindringen. Das verlangt danach, dass die Nadeln zuerst desinfiziert werden müssen und die gesamte Behandlung in einer sterilen Umgebung stattfinden sollte. Das heißt für die Behandlung, dass der Heilpraktiker sehr genau wissen muss, was er da tut. Er muss also eine lange Ausbildung genossen haben und er muss über viel Erfahrung verfügen. Ebenso sollte die Akupunktur am besten in einem entsprechenden Behandlungsraum vorgenommen werden.

Die Akupressur dagegen verletzt die Haut nicht. Keine Nadeln und auch nichts anderes dringt in den Körper ein. Die Auswirkungen der Behandlungen sind weniger schwerwiegend, so dass auch mal ein kleiner Fehler nicht so schlimm ist. Dementsprechend lassen sich die Behandlungen daheim und in Eigenregie oder mit einem Freund bzw. Partner durchführen.

Die Akupressur ermöglicht eine viel breitere Anwendung als die Akupunktur. Der damit verbundene Aufwand ist deutlich geringer, dafür ist aber auch die Wirkung weniger stark. Dazu kommt, dass eine Massage im Allgemeinen ohnehin entspannend wirkt, während das Stechen mit einer Nadel eher abschreckt. Daher sind viele Menschen, die von Leiden geplagt sind, eher bereit, sich einer Behandlung mittels der Akupressur als der Akupunktur zu unterziehen.

Dass die Wirksamkeit der Akupressur im Allgemeinen geringer als die der Akupunktur ist, hat in den allermeisten Fällen keinen Auswirkungen. Es müssen nicht ständig die größten Schmerzen und stärksten Beschwerden gelindert werden. Wer dermaßen betroffen ist, sollte ohnehin lieber einen Arzt aufsuchen. Die Akupressur ist vielmehr in der Lage, kleinere Leiden zu lindern, so dass ein Gang zum Arzt bzw. die Einnahme von Medikamenten vermieden werden können. Dahingehend ist die eher geringe Wirkung kein Nachteil, sondern ein Vorteil. Damit steht die Heilmethode einfach sehr viel mehr Menschen zur Verfügung.

# Die Lehre der Meridiane

Die traditionelle chinesische Medizin geht davon aus, dass unser Körper von Linien durchzogen ist. Diese Linien sind unsichtbar und sie sind die Bahnen, durch die Lebensenergie in uns zirkuliert. Diese Linien haben einen Namen. Sie werden in der chinesischen Medizin als Meridiane bezeichnet.

So, wie die Meridiane und die darin fließende Energie das Leben und die Gesundheit ermöglichen, so bringen sie auch die Krankheiten. Diese kommen nämlich immer dann, wenn die Zirkulation der Lebensenergie unterbrochen ist bzw. wenn deren Fluss eingeschränkt wird.

Die Meridiane sind jedoch nicht einfach nur Linien, die uns durchziehen. In ihnen befinden sich bestimmte Punkte, an denen der Fluss der Lebensenergie in der jeweiligen Linie stimuliert werden kann.

Die Meridiane verbinden die wichtigsten Körperorgane und versorgen diese mit der Energie des Lebens. Das heißt, dass sich eine Stimulation der Punkte eines bestimmten Meridians dann auch auf die mit dieser Linie verbundenen Organe auswirkt. Das bedeutet, du kannst mit dieser Stimulierung Beschwerden in deinem Körper lindern, indem die betroffenen Bereiche besser mit Lebensenergie versorgt werden.

Die Akupressur ermöglicht es also, dass du in deinem Zuhause selbst Hand an dich legen kannst und du damit die Lebensenergie wieder richtig in Fluss bringst. Das bewirkt dann das Lindern oder sogar das Verschwinden von Schmerzen oder anderen Beschwerden. Du musst nur wissen, wo sich die Beschwerden befinden, welcher Meridian dabei gefordert ist und wo du diesen Meridian stimulieren kannst.

# KAPITEL 2: DAS SAGT DIE

# WISSENSCHAFT

Auch die Wissenschaft hat sich mit dem Thema Akupressur beschäftigt und versucht, die Wirkung und die Ursachen für die Wirkung festzustellen. Während dabei nicht alle Geheimnissen dieser Heilmethode gelüftet werden konnte, ließ sich jedoch feststellen, dass die Akupressur eindeutig eine positive Wirkung auf Patienten entfaltet.

## *Akupressur erklärt*

Das Wort „Akupressur" kommt von den lateinischen Wörtern „acus" und „premere". Acus bedeutet übersetzt Nadel und premere bedeutet drücken. Akupressur ist also der Druck einer Nadel, wenn man dem genauen Wortlaut folgt. Im Deutschen verwenden wir jedoch für die Nadel das Wort Akupunktur und für den Druck das Wort Akupressur.

Die Akupressur lässt sich am besten als eine Akupunktmassage bezeichnen. Das heißt, die Punkte, die für das Einstechen der Nadel in der Methode der Akupunktur gedacht sind, werden per Massage stimuliert. Anstatt eines Stichs wird ein stumpfer Druck verwendet.

Für die Massage selbst können verschiedene Mittel angewendet werden. So kannst du den erforderlichen Druck ganz einfach mit deinen Fingern ausüben. Es klappt aber auch mit der gesamten Hand, den Handballen oder nur den Daumen, den Ellbogen, Knien oder Füßen.

# Die Anwendungsgebiete der

# Akupressur

Die Akupressur ist erstaunlich vielfältig. Das heißt, sie lässt sich bei sehr vielen unterschiedlichen Beschwerden und Krankheiten erfolgreich anwenden. Sie wirkt sowohl bei körperlichen als auch bei psychischen Beschwerden.

Empfohlen wird die Akupressur vor allem bei psychischen Problemen, bei akuten bzw. chronischen Schmerzen, bei Schlaf- und Verdauungsstörungen, bei Krämpfen und bei Allergien. Sie lässt sich aber auch bei Problemen mit dem Kreislauf, bei Zwangsstörungen, Depressionen und Suizidgedanken, sowie bei chronischer Müdigkeit einsetzen.

Der Hauptgedanke bei der Akupressur ist es, dass die Heilung nicht von außen erfolgt. Es werden also keine Medikamente eingenommen oder andere invasive Behandlungsmethoden angewendet. Der

Körper allein heilt sich. Die Akupressur sorgt einzig dafür, dass die Selbstheilungskräfte des Körpers aktiviert werden.

Die Akupressur lässt sich zur direkten Akutbehandlung einsetzen, aber auch zur Vorbeugung. Wenn also bekannt ist, dass du unter bestimmten Umständen mit Beschwerden reagierst und du weißt, dass diese Umstände bald eintreten, dann ist eine Akupressur ratsam. Diese kann dann schon im Vorfeld dafür sorgen, dass die Beschwerden gar nicht oder nicht so stark auftreten werden.

## Die Wirkung der Akupressur

Die Wissenschaft hat die Wirkung der Akupressur bestätigt. Dabei konnte jedoch nicht bewiesen werden, dass die Meridiane existieren. Dennoch ließ sich nachweisen, dass bei einer Anwendung der Akupressur Beschwerden, wie Schmerzen, Übelkeit, Erbrechen und Schlaflosigkeit, gelindert wurden. Auch ließen sich psychische Probleme damit lindern.

Gerade für die Behandlung von Übelkeit und Erbrechen sowie von chronischen Schmerzen wurde die Anwendung der Akupressur untersucht. Dabei konnte eindeutig bewiesen werden, dass sich diese damit linderte oder sogar legten. Es wurden dabei auch Studien über die Anwendung bei Menstruationsschmerzen angefertigt und auch hier ließ sich eine positive Wirkung feststellen.

Andere Symptome, die gelindert werden konnten, waren Muskelschmerzen und chronische Müdigkeit. Weitere Studien zeigten positive Ergebnisse bei der Behandlung von Ängsten von Patienten vor einer Operation.

## *Die Meinung der Wissenschaft*

Die Grundlagen der Akupressur, die Lehre der Meridiane, ließ sich wissenschaftlich nicht bestätigen. Dennoch konnte die Wirkung der Behandlung selbst nachgewiesen werden. Gerade bei der Behandlung chronischer Schmerzen, wenn Medikamente nicht mehr oder kaum noch ansprechen, lässt sich damit also ein Erfolg erreichen.

# KAPITEL 3: DIE

# ANWENDUNG

Die Akupressur lässt sich sehr gut in der Selbstbehandlung anwenden oder zusammen mit einem Partner durchführen. Damit kannst du deine Alltagsbeschwerden lindern und dein Wohlbefinden verbessern.

## *Der richtige Ort für eine Behandlung*

Für eine Akupunktur brauchst du eine sterile Umgebung. Für eine Akupressur reichen deine eigenen vier Wände. Die beste Wirkung erzielst du, wenn du dich dafür hinlegst. Das kann auf deinem Bett, auf der Couch oder auf einer Matte auf dem Boden sein. Wichtig ist, dass du dich entspannst und während der Behandlung Ruhe empfindest. Dann kann sich deren volle Wirkung bei dir entfalten.

Ein Bett oder das Hinlegen als solches ist nicht immer nötig. Hast du schon ein wenig Erfahrung mit der Anwendung der Akupressur, kannst du bestimmte Stimulationen auch z.B. an deinem Arbeitsplatz im Büro vornehmen. Dann kannst du dich umgehend behandeln, sobald du einen Bedarf danach verspürst.

Eine Behandlung kann auch ohne Beschwerden vorgenommen werden, um diesen vorzubeugen oder um allgemein deine Konzentrationsfähigkeit zu erhöhen.

## Vor der Behandlung

Bevor du mit der eigentlichen Behandlung beginnst, solltest du dich ein wenig vorbereiten. Wenn du deine liegende Position eingenommen hast, legst du einfach beide Hände auf deinen Bauch und entspannst dich. Atme dafür mehrmals tief ein und wieder aus. Du kannst auch auf Atemtechniken aus der Meditation zurückgreifen. Wichtig ist, dass du alle Anspannung aus dir entweichen lässt, damit die Stimulierung der Lebenslinien diese auch wirklich und vollständig erreichen kann.

## Die Akupressurpunkte finden

Die Stimulierung der Meridiane erfolgt an bestimmten Punkten. Diese Akupressurpunkte musst du zuerst einmal finden, damit du diese auch richtig bearbeiten kannst. Das Finden der Punkte ist am Anfang leichter, wenn die Beschwerden bereits vorhanden sind. Dann hast du einen Anhaltspunkt für deine Suche und eine Referenz dahingehend, ob deine Behandlung erfolgreich ist. Letzteres erkennst du, wenn die Beschwerden abklingen oder im besten Fall sogar verschwinden.

Die Akupressurpunkte findest du am besten, wenn du den Schmerzen folgst. Das heißt, du gehst in den Bereich deines Körpers, in welchem die Beschwerden auftreten. Dann drückst du testweise einige Stellen ab. Dabei suchst du nach Punkten, die auf den Druck empfindlich reagieren. Das sind deine Akupressurpunkte.

Die Akupressurpunkte verbergen sich meistens in Vertiefungen. Das heißt, sie befinden sich zwischen den Knochen, zwischen den Muskeln oder zwischen Sehnen. Taste also mit deinen Fingern die Bereiche um die Knochen und Muskeln in den schmerzenden Körperpartien ab, bis diese auf den Druck reagieren. Normalerweise treten die Schmerzen dann sofort und deutlich auf, wenn du einen der Akupressurpunkte gefunden hast. Du musst also nicht über ein besonders Gespür verfügen. Achte einfach nur darauf, wann es richtig weh tut.

Findest du keine Punkte, die auf den Druck empfindlich reagieren, ist das auch kein Problem. Dann sind diese eben in dem Fall der aktuellen Beschwerden nicht so stark beansprucht oder aber du reagierst generell nicht so empfindlich. In diesem Fall massierst du einfach das gesamte Areal. Du musst dich nicht davor fürchten, eventuell einen falschen Punkt zu stimulieren. Jede Stimulation zeigt nämlich nur positive Wirkungen, so dass du im schlimmsten Fall lediglich dafür sorgst, dass du dich in einem anderen Bereich deines Körpers besser fühlst. Das ist aber mit Sicherheit kein Problem.

# Wie oft sollte die Akupressur

## angewendet werden

Eine Behandlung mit der Akupressur kann nicht zu oft erfolgen. Es können keine negativen Folgen auftreten, so dass du lieber öfter als seltener zu Werke gehen solltest. Dabei ist eine Wiederholung der Behandlung bei Beschwerden, die länger bestehen, ruhig viermal am Tag oder sogar öfters möglich. Du kannst dann schon vor dem Aufstehen damit beginnen, die Akupressurpunkte zu stimulieren und dann über den Tag hinweg die Behandlung nach Bedarf wiederholen.

## Die Behandlung selbst

Die gängigste Methode ist der Druck mit den Fingerspitzen. Du massierst damit die Bereiche der Akupressurpunkte und kannst ruhig auch ein wenig weiter kreisen, damit du auch das maximale Maß der Stimulation erreichst.

Typischerweise lassen sich die Daumen, Zeigefinger und Mittelfinger verwenden. Du kannst natürlich auch mit dem Handballen oder der ganzen Hand und den Fingern zugleich massieren. Mitunter ist es aber besser, sich auf nur einen kleinen Bereich zu konzentrieren, so dass dann die Fingerspitzen dein bestes Werkzeug sind. Die Behandlung mit der ganzen Hand ist vor allem dann angezeigt, wenn der betroffene

Bereich deines Körpers größer ist. Typische Beispiele dafür ist eine Behandlung auf dem Bauch oder auf dem Rücken.

Gerade für Damen empfiehlt es sich, nicht mit langen Fingernägeln zu arbeiten. Im Zweifelsfall muss dann der Partner in Anspruch genommen oder die Nägel müssen gekürzt werden. Die Behandlung beginnt mit dem Auffinden des relevanten Punktes. Sobald dieser lokalisiert wurde, legst du die Spitze eines Fingers fest auf diesen Punkt auf. Dann lässt du deine Fingerspitze langsam kreisen. Dabei hältst du den Druck aufrecht. Achte darauf, dass der Druck einen leichten Schmerz, aber nicht mehr, hervorruft.

Nicht alle Stellen reagieren gleich und nicht jede Stelle lässt sich immer mit der gleichen Stärke behandeln. Darum musst du jedes Mal erfühlen, wie viel Druck nötig ist. Hier gilt auch, dass im Zweifelsfall weniger Druck besser als zu viel.

Jede einzelne Massage auf einem Punkt sollte um die 30 Sekunden dauern. Befindet sich der Punkt am Bauch, dann sind 15 Sekunden ausreichend. Reagiert eine Stelle besonders empfindlich, dann verkürze die Zeit auf 10 Sekunden. Danach gibst du der Stelle einen Moment zur Entspannung und dann wiederholst du die Behandlung.

Jeden Punkt kannst du über Minuten hinweg wiederholt behandeln, bis die Beschwerden ausreichend gelindert sind. Manchmal dauert es auch ein wenig, bis die Linderung eintritt. Das heißt, du stimulierst die Akupressurpunkte, doch die Wirkung verspürst du erst nach einigen Minuten.

# Die Behandlung auf dem Rücken

Eine Behandlung auf dem Rücken erfordert normalerweise die Unterstützung durch eine andere Person. Hier sollte dein Partner oder eine gute Freundin dir helfen. Nicht immer jedoch haben wir jemanden dafür. Dann musst du aber nicht verzweifelt aufgeben. Es gibt auch in diesem Fall eine Lösung.

Die Lösung besteht aus einer harten Kugel oder eine harte Rolle. Dafür kannst du zum Beispiel eine Faszienrolle aus dem Sportfachhandel verwenden. Du legst die Kugel bzw. die Rolle auf den Boden und dann schiebst du dich langsam darauf. Bewege dich so darüber hinweg, dass sie den betreffenden Bereich auf deinem Rücken massiert. Das mag am Anfang ein wenig schwierig sein, doch du wirst bald entdecken, dass mit ein wenig Übung eine solche Massage kein Problem mehr darstellt.

# Kapitel 4: Akupressur

# für Fortgeschrittene

Hast du bereits ein wenig Erfahrung mit der Akupressur gesammelt, dann kannst du dich an fortgeschrittene Techniken für eine Akupressur Massage wagen. Diese sind nicht weiter schwer und lassen sich mit ein wenig Übung und Erfahrung problemlos einsetzen.

## Die Akupressur als Massage

Jeder, der selbst nur ein wenig Erfahrung mit Massagen hat, wird in der Lage sein, eine Behandlung mit Akupressur-Techniken vorzunehmen. Die Herausforderung besteht dabei nur im Finden der richtigen Punkte auf den Meridianen. Die Massage selbst gleicht einer herkömmlichen Massage.

Für die Massage können unter Umständen auch Hilfsmittel eingesetzt werden. So lässt sich ein Ball in der Größe eines Tennisballs dafür verwenden. Damit kann der Bauch oder der Rücken kreisförmig massiert werden. Es sollte aber nicht direkt ein Tennisball sein. Den größten Effekt erzielst du mit einem Knautschball, den viele Leute als Training für die Hände verwenden.

Dieser besteht aus einem flexiblen Kunststoffmaterial mit weichen Spitzen. Diese sorgen für eine sehr gute Durchblutung und Stimulation der Haut und damit der Akupressurpunkte.

Eine Behandlung mittels eines Balles oder einer Rolle mag ihre Vorteile haben, wann immer möglich sollte jedoch das direkte Massieren mit bloßen Händen vorgezogen werden. Das hat einen gleich doppelten Hintergrund. Aus der traditionellen Lehre heraus hat die Berührung eine belebende Wirkung auf den Energiefluss. Psychologisch betrachtet hat die Berührung der Haut des Patienten durch die Haut des behandelnden Masseurs eine beruhigende Wirkung. Das heißt, so oder so, du profitierst von einer echten Handmassage.

## *Fortgeschrittene Positionen*

Für Anfänger ist eine Behandlung im Liegen eindeutig besser. Das fördert die Entspannung und es erleichtert das Auffinden der Akupressurpunkte. Wenn du aber schon ein wenig Erfahrung hast, kann sich eine Behandlung auch gut im Stehen oder im Sitzen durchführen lassen. Damit kannst du dich selbst oder du durch einen Partner unterwegs, im Büro oder aber bei anderen Gelegenheiten Erleichterung erfahren.

Während eine Massage auf der bloßen Haut vorzuziehen ist, kann sie aber auch je nach Umständen durch eine leichte und lockere Kleidung hindurch vorgenommen werden. Das ermöglicht die Behandlung auch dann, wenn du nicht unbedingt und ganz sicher allein bist.

Der Erfolg einer Behandlung lässt sich noch steigern, indem während der Massage eine ruhige und entspannende Musik gespielt wird. Das ermöglicht es dir ferner, dich von deiner Anspannung und deinem Stress zu lösen.

## Die individuelle Behandlung

Es gibt viele Anleitungen und viele Tipps. Am Ende kommt es aber immer auf den Einzelnen an. Jeder Patient ist für sich genommen anders als alle anderen Patienten. Jeder Masseur ist in seiner Anwendung der Behandlung und Durchführung der Stimulation einzigartig. Das führt dazu, dass du dich immer wieder von neuem auf den jeweiligen Stil einlassen muss. Wenn du selbst massierst, musst du dich auch immer wieder in dich bzw. deinen Patienten hineinfühlen. Wenn du der Patient bist, dann musst du dem anderen signalisieren, wo und wie dir die Behandlung am besten hilft.

Während die Massage unterschiedlich ausfallen kann, geht es immer darum, mittels sanftem Druck eine Stimulierung der Akupressurpunkte zu bewirken. Damit kann dann die Lebensenergie wieder ungestört durch den behandelten Meridian fließen und du empfindest daraufhin eine deutliche Linderung deiner Beschwerden.

Eine Behandlung kann den Bauch, den Rücken oder auch die Handflächen, Ellbogen oder Füße einschließen. Sie kann sogar durch bestimmte Dehnübungen erweitert werden, die der Massage mehr Wirkung verschaffen.

Eine Massage sollte insgesamt eine Stunde dauern. Dabei können verschiedene Akupressurpunkte angesprochen werden. Es kommt jedoch immer darauf an, eine Gesamtbehandlung nicht zu kurz werden zu lassen. Damit kannst du dich genügend entspannen und die Behandlung kann den höchsten Effekt erreichen. Alles andere, alles, was kürzer ist, sorgt für ein Gefühl der Hektik und bringt dann nur neuen Stress. Während das einem Erfolg nicht vollständig entgegensteht, kann es diesen jedoch eindeutig abschwächen.

Damit die Effekte tatsächlich auch nachhaltig sein können, muss die Behandlung regelmäßig wiederholt werden. Das liegt schlicht daran, dass die Wirkung insgesamt einfach schwächer ausfällt, so dass es leichter dazu kommen kann, dass die Beschwerden nach einiger Zeit zurückkehren.

## *Fortgeschrittene Techniken*

Neben der einfachen Massage gibt es verschiedene Techniken für diejenigen, die etwas tiefer in die Materie eindringen wollen. Dazu gehören vor allem Shiatsu und die Klopfakupressur.

Shiatsu ist eine japanische Massagetechnik, bei der gezielt die Akupressurpunkte angesprochen werden. Das Hauptaugenmerk liegt aber nicht darin, sich auf einen Bereich zu konzentrieren. Vielmehr werden die verschiedenen Meridiane nacheinander abgearbeitet, womit ein umfassender Energiefluss ermöglicht wird.

Richtig und vor allem wiederholt angewendet, ergibt sich aus der Shiatsu Massage eine ganze Reihe von positiven Wirkungen auf dich. So wird deine Haut vitalisiert. Fältchen verschwinden und du siehst wieder viel jünger aus. Auch dein Kreislauf kommt wieder in Schwung und deine Muskulatur wird gelockert. Damit hast du wieder mehr Kraft und mehr Ausdauer zur Verfügung, um die Aufgaben des Lebens zu bewältigen.

Weiterhin verbessert Shiatsu deine Körperhaltung. Das wiederum hat einen Einfluss auf die Struktur deines Skelettes, welche damit eindeutig verbessert wird. Dein Nervensystem wird gestärkt und du bist weniger nervös. Dein Hormonsystem wird reguliert, so dass du weniger unter Stimmungsschwankungen leidest. Am Ende werden auch noch all deine inneren Organe in ihrer Funktion unterstützt. Damit hast du mehr Energie zur Verfügung, kannst dich besser konzentrieren, deine Verdauung wird besser und du kannst erholsamer schlafen.

Die Klopfakupressur dagegen nutzt nicht den Druck von Fingerspitzen oder Handflächen, sondern das Klopfen auf die Akupressurpunkte. Diese Technik ist relativ neu. Sie wurde in den 1990er Jahren entwickelt und wird auch als EFT bzw. Emotional Freedom Technique bezeichnet.

Die Idee hinter dem EFT ist, dass der Fluss der Lebensenergie nicht nur physische Auswirkungen hat. Wenn er gestört wird, dann sorgt das also nicht nur dafür, dass einige Organe wenige gut arbeiten und dadurch zum Beispiel schmerzen. Es sorgt auch dafür, dass in uns negative Emotionen entstehen. Die Lebensenergie entwickelt dabei ein Energiefeld, dessen Balance für positive Gefühle von Bedeutung ist.

Die Klopfakupressur erlaubt es, den von einer Person empfundenen Stress zu verringern. Das sorgt dann im Weiteren dafür, dass Phobien und Ängste abgebaut werden. Traumata lassen sich damit ebenso behandeln und sogar Schlafstörungen können beendet werden. Selbst bei einem Tinnitus kann diese Technik helfen. Schon bevor der Stress größere Auswirkungen hat, können mittels der EFT Verspannungen behandelt werden. Damit lassen sich die schlimmeren Folgen also schon verhindern, bevor sie entstehen.

# Kapitel 5: Die

# Akupressurpunkte und

# Die 12 Hauptmeridiane

Die traditionelle chinesische Medizin lehrt uns, dass es in jedem Körper 12 Hauptmeridiane gibt. Diese dienen als Kanäle für das Qi, die Lebensenergie. Den Meridianen sind Organe bzw. Organgruppen zugeordnet. Wenn dann in einem davon der Energiefluss unterbrochen oder behindert wird, dann macht das die Organe und damit den gesamten Menschen krank.

Die Meridiane lassen sich über die Akupressurpunkte beeinflussen. Diese liegen auf ihnen und mittels Stimulierung lassen sich die Blockaden wieder lösen. Danach kann die Lebensenergie ungestört fließen, was für einen gesunden Körper sorgt.

Über den Körper verteilt gibt es insgesamt 400 Akupressurpunkte. Diese werden in detaillierten Darstellungen genauer bezeichnet und beschrieben, doch ein solch umfangreiches Wissen ist für einen Laien nicht nötig. Schon mit weniger Kenntnissen kann eine erfolgreiche Behandlung durchgeführt werden, solange nur die nötigen Punkte dabei angesprochen werden.

## Der erste Meridian – Die Lunge

Der Meridian für die Lunge verfügt über 11 Akupressurpunkte. Er erstreckt sich von der Innenseite des Armes bis zum Daumen. Der für eine Laienbehandlung wichtigste Punkt ist der LU-7. Dieser befindet sich zwischen dem Daumen und dem Handgelenk. Um ihn zu finden, fährst du einfach mit deinem Finger von deinem Daumen zum Handgelenk, bis du auf eine Vertiefung stößt. Ein wenig hinter dieser Vertiefung steht ein Knochen heraus. Genau auf diesem Knochen liegt der LU-7. Massierst du ihn, dann kannst du damit Kopfschmerzen, Schmerzen im Nacken, Husten, Halsschmerzen, eine Erkältung und Asthma lindern.

# Der zweite Meridian – Der Dickdarm

Der Meridian für den Dickdarm verfügt über 20 Akupressurpunkte. Er beginnt an der Spitze des Zeigefingers und verläuft über die Außenseite deines Armes. Sein Ende befindet sich am Seitenflügel deiner Nase. Der für einen Laien wichtigste Punkt auf diesem Meridian ist der LI-4. Um ihn zu finden, fährst du mit einem Finger vom Zeigefinger zum Handgelenk. Er befindet sich in der Vertiefung zwischen dem Knochen des Daumens und des Zeigefingers. Stimulierst du ihn, kannst du damit Entzündungen lindern. Ebenso lässt sich Fieber senken und Schmerzen im Hals und an der Vorderseite des Kopfes behandeln. Auch hilft eine Massage am LI-4 gegen Probleme mit der Verdauung. Du musst jedoch vorsichtig sein. So darfst du den LI-4 nicht während einer Schwangerschaft stimulieren, denn das würde für das Kind im Bauch negative Konsequenzen bringen.

## Der dritte Meridian – Der Magen

Für deinen Magen befinden sich 45 Akupressurpunkte auf dem entsprechenden Meridian. Er beginnt unter dem Auge und umfasst Verzweigungen. Ein Zweig endet auf deiner Wange, der nächste verläuft über deinen Hals und deiner Brust bis zur zweiten Zehe. Für diesen Meridian ist vor allem der Punkt ST-36 für eine Laienbehandlung geeignet. Er befindet sich an der äußeren Seite des Schienbeins ungefähr eine Handbreit unterhalb des Knies. Dort befindet sich eine Vertiefung zwischen dem Knochen und den Muskeln, in welcher der Punkt liegt. Du musst kräftig drücken, um eine Stimulation zu erreichen. Damit bekämpfst du Müdigkeit und Erschöpfung sowie Verdauungsprobleme. Du darfst ihn jedoch nicht massieren, wenn du an einem Magengeschwür leidest. Dann könnte eine Behandlung zu einem Übermaß an Magensäure führen.

## Der vierte Meridian – Die Milz

Der Meridian der Milz beginnt am großen Zeh und verläuft die Innenseite deines Beines herauf zur Brust. Er verfügt über 21 Akupressurpunkte, wobei der wichtigste der Punkt SP-6 ist. Dieser befindet sich eine Handbreite über dem Fußknöchel auf der Innenseite deines Beines. Mit dem SP-6 lassen sich Stress, Angststörungen, Erschöpfung, Impotenz und Menstruationsbeschwerden lindern. Er sollte jedoch nicht während einer bestehenden Schwangerschaft stimuliert werden.

# Der fünfte Meridian – Das Herz

Der Meridian für das Herz beginnt in den Achseln und endet im kleinen Finger. Er besitzt insgesamt 9 Akupressurpunkte, wobei für eine Laienbehandlung vor allem der HT-7 interessant ist. Dieser befindet sich in der Falte des Handgelenkes auf der Innenseite deines Unterarmes. Der Punkt liegt genau in einer Vertiefung des Knochens gleich neben der Schlagader. Dort kannst du mittels einer Massage Herzprobleme und Erschöpfungszustände behandeln. Darüber hinaus lassen sich Ruhelosigkeit, Zerstreutheit und Schlaflosigkeit und dazu noch Alpträume lindern.

# Der sechste Meridian – Der Dünndarm

Der Meridian für den Dünndarm verfügt über 19 Akupressurpunkte und verläuft von dem kleinen Finger über die Außenseite des Armes bis zum Ohr. Der wichtigste Punkt ist der SI-19 genau außerhalb des Ohres vor dem Ohrloch. Wenn du deinen Mund öffnest, entsteht dort eine Vertiefung, die du erfühlen kannst. Damit lassen sich Ohrprobleme, Entzündungen, Tinnitus und Probleme mit dem Gehör behandeln.

# Der siebte Meridian – Die Blase

Der siebte Meridian ist sehr wichtig und umfasst daher auch, mit einer Gesamtanzahl von 67, besonders viele Akupressurpunkte. Er beginnt an der Augeninnenseite und erstreckt sich nach oben über den Kopf und von dort nach unten über den Nacken und die Wirbelsäule hinweg bis zur Außenseite des kleinen Zehs. Für dich besonders interessant ist der Punkt BL-40, der sich genau in der Kniekehle befindet. Damit kannst du Rücken-, Hüft- bzw. Knieschmerzen behandeln und er hilft bei Übelkeit und Erbrechen sowie bei Problemen mit der Haut.

# Der achte Meridian – Die Niere

Der achte Meridian verläuft mit seinen 27 Akupressurpunkten von der Fußsohle über die Innenseite des der Schenkel und über den Bauch bis zur Brust. Der wichtigste Punkt ist der KI-3, welcher sich auf der Innenseite deines Beines zwischen der Achillessehne und dem Knöchel befindet. Mit diesem Punkt findest du Erleichterung bei Tinnitus, Asthma, Schlaflosigkeit, Zahn- oder Halsschmerzen, bei Rückenschmerzen und bei Menstruationsbeschwerden.

# Der neunte Meridian – Der Perikard

Dieser Meridian verfügt über 9 Akupressurpunkte und erstreckt sich von der Achselhöhle über die Arminnenseite bis zum Mittelfinger. Der wichtigste Punkt ist der PC-7, welchen du in der Mitte des Handgelenks zwischen zwei Sehnen finden kannst. Massiere ihn kreisförmig gegen den Uhrzeigersinn. Damit kannst du Herzrasen und Nervosität beenden, Brustschmerzen lindern und fliegende Hitze verringern. Du solltest diesen Punkt jedoch nicht stimulieren, wenn du dich erschöpft fühlst.

# Der zehnte Meridian – Der dreifache Erwärmer

Dieser Meridian verläuft mit insgesamt 23 Akupressurpunkten vom Ringfinger über die Außenseite des Arms und über die Schulter bis hinter das Ohr und endet am äußeren Ende der Augenbraue. Wichtigster Punkt ist der SJ-5, der sich zwei fingerbreit über dem Handgelenk zwischen Elle und Speicher auf der Außenseite deines Unterarms befindet. Damit lassen sich Kopfschmerzen und Migräne behandeln.

# Der elfte Meridian – Die Gallenblase

Dieser Meridian verfügt über 44 Akupressurpunkte. Er beginnt an der Augenaußenseite und verläuft hinter dem Ohr entlang über die Rippen und die Lende sowie der Außenseite des Schenkels bis zum zweitkleinsten Zeh. Am wichtigsten ist der Punkt GB-20, mit dem du bei Kopf- und Nackenschmerzen, sowie bei Fieber, Erkältung, Problemen mit den Augen und bei Bluthochdruck Linderung erfährst. Er befindet sich in einer Vertiefung zwischen dem Bereich hinter deinem Ohr und deinem Nacken.

## Der zwölfte Meridian – Die Leber

Mit 14 Akupressurpunkten erstreckt sich dieser Meridian von der Außenseite des großen Zehs über die Schenkelinnenseite und dem Bauch bis zur Brust. Der wichtigste Punkt ist der LR-3, welcher sich auf der Fußoberseite befindet, wo sich der große und der zweitgrößte Zeh treffen. Damit kannst du Wut, Nervosität, Stress und Depressionen lindern und er hilft auch gegen Menstruationsbeschwerden und gegen Bluthochdruck. Du solltest ihn aber nicht stimulieren, wenn du erschöpft bist.

# SCHLUSSWORT

Du hast nun gesehen, wie du selbst die Akupressurpunkte finden und stimulieren kannst. Damit steht dir der Weg offen, dich von den meisten Alltagsbeschwerden zu befreien bzw. diese zumindest abzuschwächen. Vor allem kannst du dabei auf die oftmals so nebenbei erfolgende Einnahme bestimmter Medikamente gegen Kopf- und Menstruationsschmerzen verzichten oder diese zumindest einschränken.

Du solltest aber auch durchaus behutsam an die Akupressur herangehen. Sie ist an sich nicht gefährlich und ihre Wirksamkeit ist nachgewiesen. Das bedeutet aber nicht, dass sie eine Behandlung durch einen Arzt bei ernsthaften Beschwerden ersetzen kann. Du musst also für dich entscheiden, ob du einen schwierigen Fall vor dir hast und besser fachmännischen medizinischen Rat suchst oder ob du es mit Alltagsbeschwerden zu tun hast. Nur im letzteren Fall ist eine Eigenbehandlung oder eine Behandlung durch einen Freund oder Partner angezeigt.

Die Behandlung selbst ist nicht kompliziert. Im Prinzip hast du es mit einer Massage zu tun, die ganz gezielt bestimmte Punkte anspricht. Wenn du dann ein wenig Erfahrung gesammelt hast, kannst du neben der einfachen Massage auch ein paar ausgeklügeltere Techniken anwenden. Darauf kommt es aber insgesamt nicht an. Es muss einfach nur eine Stimulation erreicht werden, die dann für die Erleichterung sorgt. Dafür musst du auch ein wenig auf deinen Körper hören, denn du selbst kannst am besten spüren, wann eine Behandlung Erfolg hat.

# IMPRESSUM

**Text:** Copyright © 2019 by ALI KALAI TLEMCANI

**Impressum:**

ALI KALAI TLEMCANI

1 Complexe El hassani Immeuble Amal 2

90000 TANGIER

Marokko

Fotos: ©belchonock / https://depositphotos.com/150288098/stock-photo-therapy-of-female-body-with.html

**Wichtiger Hinweis:**

Die in diesem Buch enthaltenen Informationen dienen ausschließlich informativen Zwecken und dürfen unter keinen Umständen als Ersatz für eine professionelle Beratung oder Behandlung durch ausgebildete und anerkannte Ärzte angesehen werden. Diese beinhalten keinerlei Empfehlungen bezüglich bestimmter Diagnose- oder Therapieverfahren. Die Inhalte dürfen niemals als eine Aufforderung zur Selbstbehandlung oder als Grundlage für Selbstdiagnosen und -

medikation verstanden werden. Die Informationen spiegeln lediglich die Meinung des Autors wieder. Der Autor übernimmt für die Art oder Richtigkeit der Inhalte keine Garantie, weder ausdrücklich noch impliziert.

Sollten Inhalte des Buches gegen geltendes Recht verstoßen, dann bittet der Autor um umgehende Benachrichtigung. Die betreffenden Inhalte werden dann umgehend entfernt oder geändert.

## Haftung für Links

Das Buch enthält Links zu externen Webseiten Dritter, auf deren Inhalte wir keinen Einfluss haben. Deshalb können wir für diese fremden Inhalte keine Gewähr übernehmen. Für die Inhalte der verlinkten Seiten ist stets der jeweilige Anbieter oder Betreiber der Seiten verantwortlich. Die verlinkten Seiten wurden zum Zeitpunkt der Verlinkung auf mögliche Rechtsverstöße überprüft. Rechtswidrige Inhalte waren zum Zeitpunkt der Verlinkung nicht erkennbar. Eine permanente inhaltliche Kontrolle der verlinkten Seiten ist jedoch ohne konkrete Anhaltspunkte einer Rechtsverletzung nicht zumutbar. Bei Bekanntwerden von Rechtsverletzungen werden wir derartige Links umgehend entfernen.

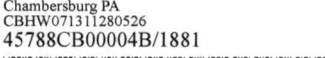